EXPÉRIENCES BACTÉRIOLOGIQUES

AVEC LA

SOLUTION SALINE ÉLECTROLYSÉE

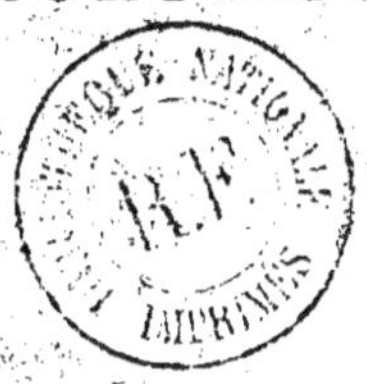

Procédés HERMITE

PAR

Le Docteur J. DE CHRISTMAS

PARIS

IMPRIMERIE ET LIBRAIRIE CENTRALES DES CHEMINS DE FER

IMPRIMERIE CHAIX

SOCIÉTÉ ANONYME AU CAPITAL DE CINQ MILLIONS

Rue Bergère, 20

1894

EXPÉRIENCES BACTÉRIOLOGIQUES

AVEC LA

SOLUTION SALINE ÉLECTROLYSÉE

(Procédés HERMITE)

PAR

LE DOCTEUR J. DE CHRISTMAS

Les essais auxquels j'ai soumis le liquide de **M.** Hermite ont porté sur les points suivants :

1° Valeur microbicide envers les spores.

2° Valeur microbicide envers différentes formes végétatives de microorganismes tenues en suspension dans le liquide.

3° Quantité nécessaire pour empêcher le développement des cultures dans le bouillon.

4° Quantité minima et temps nécessaire pour la stérilisation de lait contaminé.

5° Quantité minima et temps nécessaire pour la stérilisation des matières fécales.

6° État de stérilisation du liquide mélangé aux matières fécales à sa sortie du siphon diluceur de l'appareil Hermite.

La solution électrolysée qui a servi pour ces expériences était la même qui était employée dans la maison du journal *le Figaro*, 26, rue Drouot, pendant les expériences de désinfection qui y ont eu lieu du 2 février au 5 mars 1894.

Le liquide était puisé dans le réservoir de l'électrolyseur et porté directement à mon laboratoire en bonbonnes scellées. Son titre en chlore libre était mesuré au moyen d'un titrage par la solution d'acide arsénieux et le papier iodo-amidonné. Le titre en chlore libre du liquide variait pendant le temps des essais, qui ont été continués une quinzaine de jours. Il était au commencement de 1^{gr},02 pour aller en augmentant jusqu'à 2 grammes.

Pour les expériences dont l'exposé suivra, j'ai toujours ramené le titre à un gramme par litre en additionnant de l'eau douce ordinaire au liquide original.

I

Valeur microbicide envers les spores.

Les spores employées provenaient d'une culture de *bacillus subtilis*. Elles avaient été chauffées à 100 degrès pendant 90 minutes sans que leur vitalité ait subi une diminution appréciable.

Un demi-centimètre cube de bouillon renfermant une grande quantité de ces spores est mélangé avec 20 centimètres cubes de l'antiseptique Hermite. Une goutte du mélange est ensemencée dans du bouillon nutritif après 2, 4, 10 et 18 heures.

Le résultat ressort du tableau suivant où le signe +

indique que les spores ont poussé, tandis que le signe
— indique que le bouillon est resté stérile.

	2 h.	4 h.	6 h.	18 h.
Expérience I . .	+	+	—	—
— II . .	+	—	—	—
— III . .	+	+	—	—

Un contact de 4 à 6 heures, dans les conditions indiquées, est donc nécessaire pour obtenir la mort des spores du subtilis (*).

II

Valeur microbicide de l'eau électrolysée envers les formes végétatives.

Les essais ont porté sur les formes suivantes :
Choléra,
Charbon asporogène,
Diphtérie,
Bacillus pyocyaneus,

(*) Pour obtenir ce même résultat avec une solution de sublimé au millième, il faut un contact de 24 heures. La solution d'acide phénique au vingtième ne les tue qu'après plusieurs jours de contact.

Fièvre typhoïde,
Pneumonie,
Staphylococcus aureus.

Les cultures étaient faites dans du bouillon nutritif à 32° et âgées de 24 heures.

Le procédé était celui de la suspension : quelques gouttes de la culture sont mélangées avec 20 centimètres cubes du liquide désinfectant, titrant un gramme de chlore par litre, et laissées en contact pendant un temps, qui variait de 2 à 30 minutes.

	2 m.	5 m.	15 m.	30 m.
Choléra.	—	—	—	—
Charbon	+	—	—	—
Diphtérie.	+	—	—	—
Bac. pyocyoneus. .	+	—	—	—
Fièvre typhoïde . .	+	—	—	—
Pneumonie. . . .	+	—	—	—
Staphyl. aureus. .	+	+	—	—

Résultat : Le choléra est tué avant deux minutes de contact. Les autres formes avant cinq minutes, excepté le staphylocoque doré, qui est particulièrement résistant et qui ne meurt qu'après 5 à 10 minutes de contact.

III

**Quantité de liquide nécessaire pour empêcher
le développement des cultures dans le bouillon.**

On fait des mélanges de bouillon nutritif et du liquide électrolysé dans les proportions suivantes :

$$\frac{1}{10}, \quad \frac{1}{8}, \quad \frac{1}{5}, \quad \frac{1}{4}, \quad \frac{1}{2}, \quad .$$

Après ensemencement avec les spores du bacillus subtilis, les tubes sont placés dans le thermostate à 32° et examinés après 48 heures de séjour.

Les résultats sont résumés dans le tableau ci-dessous :

	$\frac{1}{10}$	$\frac{1}{8}$	$\frac{1}{5}$	$\frac{1}{4}$	$\frac{1}{2}$
Expér. I. . .	+	+	+	+	—
Expér. II . .	+	+	+	—	—
Expér. III. .	+	+	+	+	—

Il a donc fallu mélanger deux parties de bouillon avec une du liquide électrolysé pour rendre le bouillon impropre à toute culture.

*

IV

Quantité minima et temps nécessaire pour la stérilisation de lait contaminé.

Avant d'entreprendre les essais sur les matières fécales j'ai voulu me rendre compte de la valeur désinfectante de la solution de M. Hermite envers un liquide organique riche en microorganismes et difficile à stériliser. Pour cette expérience je me suis servi du lait ordinaire, tel qu'on l'achète chez les crémiers à Paris. Le lait employé renfermait de 4 à 5.000 germes dans une gouttelette puisée avec une anse de platine de dimensions ordinaires.

Ce lait était mélangé avec le liquide antiseptique dans les proportions suivantes :

$$N^{os} \ 1. \ — \ 100 \ \text{lait pour} \ 50 \ \text{hermitine.}$$
$$— \ 2. \ — \ 100 \ — \ 100 \ —$$
$$— \ 3. \ — \ 100 \ — \ 200 \ —$$
$$— \ 4. \ — \ 100 \ — \ 300 \ —$$
$$— \ 5. \ — \ 100 \ — \ 400 \ —$$

Après un contact de 15, 30, 60, 90 et 120 minutes une petite quantité du mélange (une anse de platine) était ensemencé dans la gélatine nutritive, portée dans une boîte de Petri et les colonies comptées après un séjour de 8 jours dans le thermostate à 21°.

Voici le résultat :

	N° 1	N° 2	N° 3	N° 4	N° 5
15 minutes .	213	95	6	8	0
30 minutes .	295	127	7	6	12
60 minutes .	549	511	25	21	3
90 minutes .	1214	1349	65	58	0
120 minutes.	3492	4102	69	66	0

Les résultats indiqués sur ce tableau sont intéressants à plusieurs points de vue. Ils montrent d'abord l'influence « stupéfiante » du premier contact du liquide sur les microbes et qui est déjà très sensible à la proportion d'une partie de désinfectant pour deux de lait, puisque le nombre des germes tombe après 15 minutes de 4000 à 200. Mais cette mortalité des germes n'est qu'apparente, elle est due au brusque contact avec le désinfectant, qui les affaiblit au point de ne pouvoir se développer dans la gélatine, qui par elle-même est un milieu relativement peu favorable pour les cultures. Les prises suivantes montrent que cet effet paralysant de l'antiseptique diminue peu à peu, les germes reprennent assez de vitalité pour pouvoir se développer dans la gélatine et voilà pourquoi on voit le nombre des colonies s'élever au fur et à mesure que le temps de contact se prolonge pour atteindre à peu près le nombre initial de germes, que nous avions trouvé dans le lait avant l'addition de l'antiseptique.

Le véritable effet antiseptique ne se montre définitivement qu'au moment où la concentration atteint deux parties d'antiseptique pour une de lait. La stérilisation complète exige quatre parties d'antiseptique pour une de lait et un contact d'au moins une heure.

V

Expériences sur la stérilisation des matières fécales.

Ces expériences se divisent en deux séries. Celles faites avec les matières fécales délayées dans l'eau électrolysée pour obtenir un contact intime avec l'antiseptique et celles faites avec des matières dures, conservant leur forme naturelle.

La quantité de liquide et le temps nécessaire pour obtenir la stérilisation des matières délayées se voit sur le tableau suivant, qui donne le résultat des ensemencements après 2, 3, 4 heures de contact de 10 grammes de matières fécales avec 50, 100 200, 300, 400, 500 centimètres cubes d'eau électrolysée renfermant un gramme de chlore par litre.

	1 h.	2 h.	3 h.
50 cc	+	+	+
100 —	+	+	+
200 —	+	+	—
300 —	+	+	+
400 —	+	—	—
500 —	—	—	—

CONCLUSIONS

Dix grammes de matières fécales sont stérilisés par 400 centimètres cubes d'eau électrolysée, renfermant $0^{gr},4$ chlore, en moins de deux heures.

La même quantité de matières fécales est stérilisée en moins d'une heure par 500 centimètres cubes d'eau électrolysée ($0^{gr},5$ de chlore).

Si le poids moyen d'une selle est évalué à 150 gr., la quantité de liquide nécessaire pour la stériliser serait donc de 5 à 6 litres renfermant 5 à 6 grammes de chlore.

Essais sur les matières fécales non délayées.

Quant on place des grumeaux de matières fécales pesant de 10 à 20 grammes dans le liquide électrolysé sans agiter celui-ci, on observe que l'effet dissolvant du liquide ne se manifeste qu'à un degré assez faible. La surface des matières est attaquée les premières 24 heures, car il s'en dégage de petites parcelles décolorées, qui tombent au fond du récipient; mais cette désagrégation s'arrête vite. Après un temps plus ou moins long (24 à 72 heures) les excréments ne semblent plus se désagréger. Ils restent à la surface du liquide ou tombent au fond sans se décolorer davantage et tout en conservant leur forme. Ces amas de matières fécales sont très lentement stérilisés, car des ensemencements faits après quatre jours de séjour dans le liquide et pris dans l'intérieur des grumeaux, ont encore donné lieu au développement de nombreux germes.

Ce résultat est consigné dans le tableau suivant où 10 grammes de matières fécales ont été exposés au contact de 500 grammes de liquide pendant 4 jours.

	24 h.	48 h.	72 h.	96 h.
Expérience I . .	+	+	+	+
— II . .	+	+	+	+
— III . .	+	+	+	+

Il est donc indispensable, pour arriver à une stérilisation complète, d'obtenir un contact intime entre les matières fécales et le liquide, ce qui, du reste, semble réalisé dans le siphon dilueur de l'appareil, où les matières sont tenues en agitation constante par les nombreuses chasses d'eau, et dont les ouvertures sont placées de manière à s'opposer au passage de tout amas de matières avant une désagrégation complète

VI

Le liquide du siphon dilueur est-il stérile ?

Les essais avec les matières fécales non délayées ont montré toute l'importance d'un contact intime entre les matières et le liquide, car sur la résolution de ce problème repose la possibilité d'obtenir la stérilisation complète des selles.

Les essais concernant cette question ont été faits à différentes époques pendant l'installation au *Figaro* avec des échantillons du liquide pris au moment de sa sortie du siphon dilueur (1). Aussitôt porté au laboratoire les ensemencements ont été faits dans la gélatine nutritive, le bouillon peptonisé et sur la surface de la gélose.

Les résultats ont dans tous les cas (5 expériences) montré la complète stérilité du liquide au moment de sa sortie du siphon dilueur.

(1) D'après les renseignements donnés, le titre du liquide dans cette installation était de 0ᵍʳ, 5 de chlore libre par litre, et la quantité de liquide employé de 10 litres environ par chasse.

IMPRIMERIE CHAIX, RUE BERGÈRE, 20, PARIS. — 10650-5-94. — (Encre Lorilleux).

IMPRIMERIE CHAIX, RUE BERGÈRE, 20, PARIS. — 10652-5-94 — (Encre Lorilleux).